# EXAMEN

## *DES PRINCIPAUX POINTS*

### DE LA

## RÉPONSE A L'ARGUMENT,

*Tiré du nombre des Personnes mortes en Angle-*
*terre de la petite Vérole, naturelle & artificielle;*
*avant & depuis la pratique de l'Inoculation.*

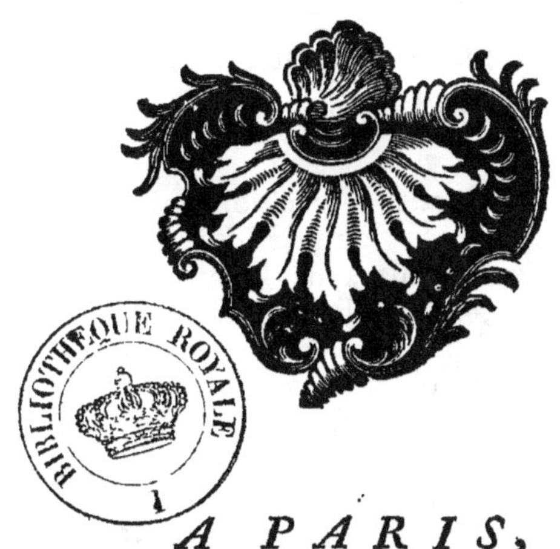

## *A PARIS,*

De l'Imprimerie de BUTARD, Imprimeur-Libraire, rue
Saint Jacques, à la Vérité.

---

## M. DCC. LXVIII.

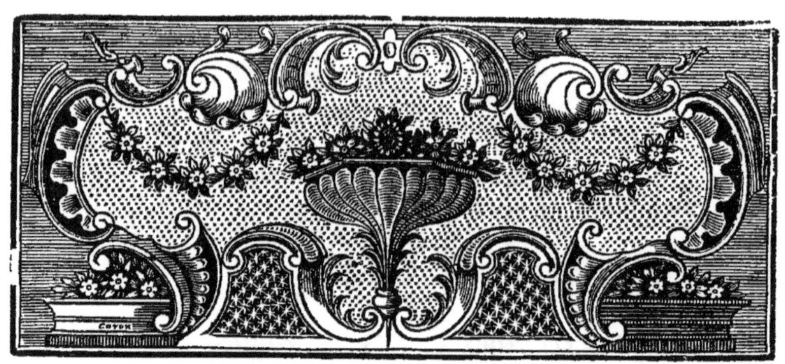

# EXAMEN

*DES principaux points de la Réponse à l'Argument tiré du nombre des Personnes mortes en Angleterre de la petite Vérole, naturelle & artificielle, avant & depuis la pratique de l'Inoculation.*

O N ne sçauroit nier que la question agitée depuis plusieurs années, au sujet des avantages & des inconvéniens de la pratique de l'Inoculation, ne puisse paroître difficile, sur-tout depuis que des Médecins célèbres ont cru devoir prendre parti pour & contre cette pratique, & défendre chacun leur opinion, par de sçavans écrits.



Cependant, comme dans les matiéres les plus compliquées, il est presque toujours certains points, dont l'éclaircissement porte la lumiere, il m'a paru que l'article de l'augmentation du nombre des morts de la petite vérole naturelle en Angleterre, depuis l'introduction de l'Inoculation dans ce Royaume, étoit un point capital, qui, une fois bien constaté, pouvoit conduire à la solution entiere de cette fameuse

A ·

queſtion, ſur laquelle il y a une ſi grande diviſion de ſen-
timens.

Dans la recherche du nombre des perſonnes qui ſont
mortes en Angleterre de la petite vérole, je ne me fixe pas à
ce qu'en a dit M. de l'Epine à la page 65 de ſon rapport ſur le
fait de l'Inoculation ; j'y joins, pour un plus ample éclair-
ciſſement de la vérité, les preuves que M. de Haën, &
M. Raſt fils, Médecin de Lyon ont tirées, l'un après l'autre,
du Nécrologe Anglois.

Cela eſt d'autant plus convenable, que c'eſt au
nom des Anti‑Inoculateurs, en général, que l'Auteur
de la réponſe (1) à la page 84 de ſon premier rapport,
commence à ſe faire l'objection à laquelle il ſe propoſe
de répondre, quoiqu'à la page 103 de ſon ſecond
rapport il paroiſſe enviſager plus directement M. de
l'Épine.

Voici donc comment M. Petit ſe fait à lui‑même
l'objection des Anti‑Inoculateurs, au ſujet de l'augmentation du nombre des perſonnes mortes de la petite
vérole naturelle en Angleterre, depuis le regne de l'Inoculation.

» Dans les premiers temps, où l'on a pratiqué l'Inoculation
» en Angleterre, le Docteur Jurin faiſant, diſent-ils, le dé-
» nombrement de ceux que la petite vérole enlevoit, écri-
» voit que leur nombre étoit d'environ un ſur ſept ; depuis
» que l'Inoculation s'eſt établie, il eſt certain par les tables
» mortuaires de l'Hôpital de la petite vérole à Londres, que
» maintenant il en meurt un ſur quatre. A la vérité il paroît,
» par ces mêmes tables, que de la petite vérole inoculée, il
» n'en meurt qu'un ſeul ſur trois cens quarante-trois ; mais
» qu'on prenne enſemble les deux nombres ; qu'on faſſe un
» total de ceux qui ont eu la petite vérole naturelle, & de
» ceux qui l'ont reçue par Inoculation, il ſe trouvera que de



(1) Tout le monde connoît l'illuſtre Auteur des deux Rapports, en faveur
de l'Inoculation, auſſi diſtingué par la force du génie, que par l'étendue deſes
connoiſſances dans les parties les plus eſſentielles de la Médécine.

» ce total il eſt mort un ſixiéme, au lieu d'un ſeptiéme, com-
» me il arrivoit auparavant. Donc, ajoûtent-ils, au lieu d'y
» gagner, le Public y perd *. »

Ce que les Anti-Inoculateurs avancent, dit-on, à la
page 87, »*qu'il meurt en Angleterre, de la petite vérole*
» *naturelle, depuis l'Inoculation, trois ſeptièmes de plus*
» *qu'il n'en mouroit auparavant, eſt une ſuppoſition gra-*
» *tuite ; les choſes ſont encore aujourd'hui, malgré l'Inocu-*
» *lation, ſur le même pied, qu'elles étoient du temps que*
» *M. Jurin écrivoit* *; » c'eſt-à-dire avant l'Introduction de
l'Inoculation en Angleterre.

» Voici le mot de l'énigme..... quand M. Jurin diſoit
» qu'en Angleterre la petite vérole moiſſonnoit un ſeptiéme
» de ceux qu'elle attaquoit, il entendoit parler également
» de celles qu'on traite dans les maiſons des particuliers,
» & de celles qu'on voit dans les Hôpitaux. Mais les tables,
» d'après leſquelles nos adverſaires calculent, ne font men-
» tion que de celles qui ont été ſuivies dans l'Hôpital; & l'on
» ſçait qu'en général, de quelque maladie que ce ſoit, il
» meurt un plus grand nombre de malades dans ces lieux
» que dans les maiſons particulieres *.

On ſe plaint enſuite à la page 85, de l'addition que les
Anti-Inoculateurs font du nombre de ceux qui ſont péris
dans la petite vérole naturelle, au nombre de ceux qui
ſont morts dans l'Inoculation, pour avoir un total des deux
nombres ; & de ce qu'ils comparent ce total au nombre de
ceux qui mouroient de la petite vérole ſeule, avant l'introduction de l'Inoculation.

Cette manière de procéder paroît à l'Auteur de la réponſe, » contraire à la raiſon : il s'agit, dit-il, de comparer
» deux nombres l'un à l'autre, pour en trouver la diffé-
» rence; l'Auteur les additionne, il en forme un total : Eſt-ce
» là le moyen de trouver la différence qu'on cherche? *

Enfin pour rendre l'inconſéquence plus ſenſible, l'Auteur applique à l'uſage de l'Ipecacuanha dans la dyſenterie,
le raiſonnement que l'on fait pour prouver le danger de
l'Inoculation*.

A ij

* Pag. 84 du pre-
mier Rapport.
Réponſe à l'ar-
gument.

* Premier Rap-
port, pag. 87.

Ibid. pag. 88.

Second Rapport,
pag. 106.

* Ibid. pag. 107.

» En changeant feulement le nom d'*Inoculation* & celui
» de *petite vérole*, voici l'argument de nos adverfaires : il *faut*
» *rejetter l'Ipecacuanha comme pernicieux ; car depuis*
» *qu'on s'en fert, il meurt plus de malades de la diffenterie*
» *qu'auparavant :* en voici la preuve ; *on a obfervé que de*
» *trois cens diffenteriques qui prenoient ce remede, il en meurt*
» *une vingtaine :* on a obfervé aussi dans trois ou quatre
» *campagnes, que dans un certain Hôpital, il périffoit plus*
» *de la moitié des foldats qui avoient la diffenterie, & qui*
» *ne faifoient point ufage de l'Ipecacuanha. Or fi vous*
» *joignez le petit nombre de ceux que ce remede n'a pas em-*
» *pêché de mourir, avec le très-grand nombre des malades*
» *qui, dans le temps déterminé, ont perdu la vie dans un*
» *Hôpital, fans avoir éprouvé l'action du remede, il fe trou-*
» *vera que, depuis qu'on fe fert d'Ipecacuanha, il y*
» *a plus de morts de la diffenterie ; donc ce remede eft per-*
» *nicieux ; donc il faut le profcrire.* Admirez avec nous ,
» Meffieurs , le pouvoir de la prévention.

» On fe contenteroit de rire de ce dernier argument : on le
» croiroit fuffifamment réfuté par-là : remettez les noms *d'I-*
» *noculation & de petite vérole*, à la place de ceux *d'Ipe-*
» *cacuanha*, & *de diffenterie*, l'argument prend de l'im-
» portance ; on l'écoute férieufement ; il faut le difcuter ;
» il faut le réfuter en regle.

Pour bien juger de la réponfe à l'objection faite contre
l'Inoculation , il eft néceffaire de donner une idée claire de
la difficulté propofée.



Les partifans de l'Inoculation , auffi-bien que fes adverfaires , s'accordent en ce point , que la maladie donnée par
Inoculation eft contagieufe , comme la petite vérole naturelle ; mais ils différent entr'eux fur le danger &
la multiplication de la contagion qu'ils attribuent à la
petite vérole prife par Inoculation. Les Inoculateurs fou-
tiennent que le danger de la contagion , qui appartient à la
maladie artificielle , eft moindre que celui de la petite vérole naturelle , ou au moins n'eft pas plus grand ; c'eft ce
qu'ils tâchent d'établir par plufieurs raifonnemens qui ont

quelque vraisemblance. Les Anti-Inoculateurs ne croient pas devoir s'en tenir à des raisonnemens spécieux, dans une matiere aussi importante ; en conséquence, ils ont cru qu'il étoit nécessaire de recourir aux regiftres publics d'Angleterre, que tout le monde peut consulter, & que l'on connoît sous le nom de Nécrologe ou de Bills mortuaires.

Plusieurs l'ont fait, & ont choisi pareil nombre d'années, avant & après l'introduction de l'Inoculation en Angleterre. Ils ont compté le nombre de ceux qui étoient morts de la petite vérole naturelle seule, pendant un grand nombre d'années antérieures à l'Inoculation, & celui des morts de la petite vérole, tant naturelle qu'artificielle, pendant les années où l'Inoculation s'est pratiquée, pour voir par la comparaison des deux nombres, combien l'état avoit pû perdre, ou gagner à l'introduction de cette nouvelle pratique.

Voici quel a été le résultat de leurs recherches. Suivant l'Écrit intitulé, EXAMEN DE L'INOCULATION, qui a paru en 1764, « M. de Haën ( dans sa refutation de l'Inoculation, page 136 & 138,) a comparé, dans l'examen des listes mortuaires Angloises, les 22 années qui ont précédé l'Inoculation, laquelle commença à s'y établir en 1722, avec 22 années révolues depuis le regne de l'Inoculation, jusqu'en 1755 inclusivement. Il a trouvé, calculs faits, que dans ces dernieres « il étoit mort de la petite vérole 7445 » personnes de plus, que pendant le cours des 22 premieres » années.... d'où il résulte, que pendant les 22 années du » regne de l'Inoculation, le nombre de ceux que la petite » vérole a emportés, surpasse de plus d'un sixiéme, celui » des 22 années qui ont précédé l'établissement de cette » pratique *. »

    * Pag. 246.

» Nous avons l'obligation à M. Raft fils, Médecin de » Lyon, d'un relevé encore plus considérable du Nécro- » loge de Londres. Il y prend le nombre des morts, que » la petite vérole a emportés dans Londres, depuis 1721 » jusqu'en 1758 ; il le compare avec celui des naissances » pendant le même espace de temps. Il fait la même chose

» pour les 38 années qui ont précédé l'époque de l'Inocu-
» lation ; il fait plus, il compare les morts de la petite vé-
» role, à la totalité des morts de différentes maladies avant
» & pendant l'Inoculation.

Ib. p. 247. &
248.

» Le réfultat de fes calculs eft, d'un côté, que le nombre
» des morts de la petite vérole, avant l'Inoculation, eft à
» celui des nés, comme 90 eft à 1000, & à celui qui com-
» prend la totalité des morts, comme 64 eft à 1000 ; de
» l'autre, que le nombre des morts de la petite vérole, de-
» puis l'Inoculation, eft à celui des nés, comme 127 eft à
» 1000, & à celui qui comprend la totalité des morts, comme
» 81 eft à 1000. D'où, en réfumant, M. Raft conclud que,
» depuis qu'on pratique l'Inoculation à Londres, la mortalité
» de la petite vérole y eft augmentée de la proportion de 127
» à 90, en la comparant au nombre des naiffances, ou dans
» celle de 81 à 64, en la comparant à la totalité des morts,
» malgré l'inexactitude que préfente, à l'avantage de l'Ino-
» culation, cette feconde maniere de calculer *.

Ibid. pag. 250.

Donc, fuivant le premier calcul, où l'on compare le nombre des morts de la petite vérole avec les naiffances, il eft mort
en Angleterre, pendant les 38 années du regne de l'Inoculation, un feptiéme des nés, au lieu que dans les 38 années qui
ont précédé ce regne, il ne mouroit qu'un onziéme : ce font
quatre onziémes, ou près d'un tiers de différence entre
l'un & l'autre nombre, au défavantage de l'Inoculation.

Suivant le fecond calcul, où il s'agit de comparer le
nombre des morts de la petite vérole, avec la totalité des
morts de toutes fortes de maladies, il eft mort en Angleterre, pendant le même efpace de 38 ans du regne de
l'Inoculation, un douziéme de la totalité, au lieu que,
pendant les 38 ans qui ont précédé, il n'en mouroit
qu'un quinziéme. La différence des deux nombres eft trois
quinziémes, ou un cinquiéme ; c'eft-à-dire que, depuis
l'Inoculation, il eft mort en Angleterre, un cinquiéme de
plus de varioleux qu'auparavant.

C'eft dans la même vue de trouver la vérité, par des faits
authentiques, que M. de l'Epine, dans fon rapport, imprimé

en 1765, page 65, en s'appuyant du témoignage de M. Jurin, & confultant l'état authentique, publié par les Adminiftrateurs de l'Hôpital de Londres, établi dans cette ville pour la petite vérole, depuis le 26 Septembre 1746, jufqu'au 24 Mars 1763, dit que » du temps de M. Jurin, » Docteur en Médecine, Sécretaire de la Société Royale » de Londres avant 1721, temps où l'on n'inoculoit pas » encore, il ne mouroit, année commune, fur la totalité des » petites véroles naturelles, ( on n'en connoiffoit pas d'au- » tres) qu'un feptiéme; aujourd'hui il en meurt un quart.

» Si donc on confidére les petites véroles naturelles feules, » il en périt un fur quatre, & plus. Si l'on y joint ceux que » l'Inoculation, arrache, dit-on, des bras de la mort, il » en périt toujours fur la totalité des petites véroles réunies, » un fixiéme, au lieu d'un feptiéme, qui, fuivant M. l'E- » vêque de Worchefter, & M. Jurin, étoit la perte la plus » grande de fon temps. Donc, depuis l'Inoculation, l'Etat, » en Angleterre, perd, tant par la petite vérole naturelle, » que par l'artificielle, à proportion plus de fujets que lors » qu'on n'inoculoit point.

Voilà donc trois Médecins célèbres, M. de Haën, M. Raft à Lyon & M. de l'Epine à Paris, qui procédent de même pour trouver la vérité, c'eft-à-dire, pour découvrir ce que l'Etat peut gagner, ou perdre à l'introduction de l'Inoculation; ils font tous trois la même comparaifon, ils en tirent tous trois la même conclufion; fçavoir, que, calcul fait, l'Etat y perd.

Un grand nombre de Médecins habiles applaudiffent à cette maniere de rendre la vérité fenfible, & de diffiper les nuages d'une multitude de raifonnemens fophiftiques. Effectivement, rien ne paroît plus fenfé que de juger d'une pratique, propofée pour la confervation des Citoyens, par les fruits qui en réfultent dans un nombre d'années confidérable, tel que 18, 22 & 38, qui eft plus que fuffifant pour juger du cours réglé, & des effets ordinaires d'une maladie quelconque, fans craindre les imputations d'épidémie. Si le nombre des morts diminue au total pendant ce temps, la pratique eſt utile ; ſi le nombre des morts augmente, la pratique doit être jugée pernicieuſe, ſur-tout ſi l'on avoue que cette pratique eſt capable de porter avec ſoi la contagion, & de l'augmenter.

Croiroit-on devoir s'attendre, après cela, qu'un Doɛteur célébre de la faculté de Médecine de Paris, traiteroit le raiſonnement de M. de l'Epine, ( qui eſt , au fond, le même que celui de M. de Haën, & de M. Raſt Médecin de Lyon), « *du plus* » *étrange & du plus biſarre argument que l'eſprit de ſophiſme* » *ait jamais enfanté* *. » Ecoutons donc l'argument & la réponſe qu'on y a faite.

« Avant qu'on inoculât en Angleterre, la petite vérole » naturelle faiſoit mourir un homme ſur ſept de ceux qu'elle » attaquoit : depuis que cette méthode y eſt en crédit, il » meurt, un ſur quatre, année commune, de la petite vé- » role .... * tandis que la même maladie, contraɛtée par Ino- » culation, en fait périt *un*, au plus, ſur le nombre de 343 *.... » or, ſi l'on prend enſemble les deux nombres des morts, & » qu'on en faſſe un total, il ſe trouvera qu'au lieu d'un ſeptiéme » on perd un ſixiéme des varioleux *.... donc, conclud notre » Auteur, l'Etat perd à tout cela, & par conſéquent la ſé- » curité eſt mal fondée. * »

On ne peut nier que chacune des propoſitions qui compoſent cette eſpece de raiſonnement , ne ſe trouve en termes équivalens dans le Rapport de M. de l'Epine. Mais, comme ces mêmes propoſitions ſont tirées de différens endroits, dont elles ont été tranſpoſées, c'eût été *belle merveille*, ſi elles ſe fuſſent rencontrées former un ſyllogiſme parfait compoſé de deux prémiſſes régulieres, *majeure* & *mineure*, d'où s'enſuivît naturellement la concluſion.

Si donc cette ſuite de propoſitions ainſi réunies, paroît irréguliere dans la forme, on n'en ſçauroit rien imputer à l'Auteur du Rapport.

Il peut ſe faire que, pour la commodité de la Réponſe, M. Petit ait eu beſoin de reduire en ſyllogiſme le raiſonnement de M. de l'Epine ; mais, ſans recourir à des tranſpoſitions , la choſe étoit facile ; & voici (en commençant

* Second Rapport, pag. 103.

Argument attribué à M. de l'Epine.

* Rapport ſur l'Inoculation, p. 65, lig. 26, ad. 30.

* *Ibid.* lig. 9.

* *Ibid.* lig. 35.

* Pag. 66, lig. 14.

mençant à la ligne 24 de la page 65 , & continuant jufqu'à la fin de la même page,) comment renfermer dans un fyllogifme très-régulier , toute la fuite de ce raifon-nement.

Une pratique qui augmente les ravages de la petite vé-role , eft nuifible à l'Etat : or l'Inoculation augmente les ravages de la petite vérole ; donc l'Inoculation eft nuifi-ble à l'Etat.

On prouve la *mineure* par la comparaifon du nombre des perfonnes qui mouroient en Angleterre de la petite vérole naturelle feule , avant l'introduction de l'Inocula-tion , avec le nombre des perfonnes qui font mortes dans le même Royaume, depuis le regne de l'Inoculation , de la petite vérole, tant naturelle qu'artificielle, & dont le réfultat eft, qu'il meurt actuellement en Angleterre de la petite vérole , un feptieme de plus de perfonnes , qu'il n'en mouroit avant l'Inoculation.

Le raifonnement de M. de l'Epine , préfenté fous cette forme , eft auffi régulier que concluant ; & comme c'eft effectivement à quoi fe réduit tout ce qu'il a dit fur cette matiere , on pourroit y renvoyer l'Auteur de la Réponfe.

Néanmoins, comme les propofitions énoncées dans l'ar-gument attribué à M. de l'Epine , font toujours les mêmes , pour le fond , rien n'empêche , dans l'examen de la Ré-ponfe , de fuivre l'ordre que M. Petit a jugé à propos d'y garder. Voici la réponfe à l'argument fous la forme qu'il lui a donnée.

On commence par nier le fait énoncé dans la premiere propofition , que l'on regarde comme la *majeure* de l'argument , & on foutient qu'il n'eft pas vrai que , de-puis l'introduction de l'Inoculation en Angleterre , il meure plus de perfonnes de la petite vérole naturélle , qu'il n'en mouroit auparavant. Le calcul de M. Jurin , dit-on , a été fait fur ceux que la petite vérole attaquoit, tant dans les maifons des Particuliers , que dans les Hôpitaux , au lieu que les tables mortuaires ne parlent que de ceux qui ont été traités dans l'Hôpital. * Or on fait qu'il meurt plus

* Second Rap-port , pag. 105.

d’hommes d’une maladie quelconque, fur-tout d’une maladie contagieufe, dans un Hôpital, que dans les maifons des Particuliers.

Mais cette raifon, prife du plus grand nombre de perfonnes qui meurent d’une maladie quelconque dans un Hôpital, que dans les maifons des Particuliers, n’eft vraie qu’en l’appliquant à certaines maladies, & à des Hôpitaux, où l’on reçoit indiftinctement toutes fortes de malades.

On conçoit, par exemple, fort bien, pourquoi le fcorbut & les plaies de la tête doivent guérir beaucoup plus difficilement dans un Hôpital, que dans des maifons particulieres. La premiere maladie confifte dans une corruption de la maffe du fang, qui n’eft pas de nature à diminuer par les fignes de pourriture qui fe manifeftent au-dehors, tels que font le gonflement & le faignement des gencives, les ulceres & la puanteur de la bouche, les taches de la peau, & les ulceres malins & rebelles qui naiffent en différentes parties du corps. Tous ces fymptômes extérieurs ne font que s’accroître par l’infection d’un air rempli de parties putrides, fans rien diminuer de la corruption propre de la maffe du fang, qui en eft, au contraire, de beaucoup augmentée.

Quant aux plaies de la tête, il n’eft pas fort étonnant qu’elles guériffent plus difficilement dans un Hôpital, où l’on reçoit communément des perfonnes attaquées de différentes maladies, dont les vapeurs nuifent beaucoup à ces efpéces de plaies ; d’ailleurs ces plaies fe trouvent avoir leur fiége dans des parties tendineufes, très fufceptibles d’altération par la moindre vapeur étrangere, enforte que la tranfpiration qui fort naturellement du corps de plufieurs perfonnes, quoique faines, réunies dans un même lieu, pourroit feule leur porter un dommage confidérable.

On ne voit rien de pareil dans la petite vérole ; les exhalaifons d’un certain nombre de perfonnes attaquées de cette maladie, & réunies dans un Hôpital à ce deftiné uniquement, pourvû qu’on ait foin de renouveller l’air de temps à autre, paroiffent plutôt propres à favorifer la louable

éruption des boutons ; car , en fait d'éruptions , les fembla-
bles s'attirent , & fe prêtent un mutuel fecours : or on
fçait que c'eft de l'éruption que dépend le fuccès de cette
maladie.

Ajoutez qu'un Hôpital fourni de tous les fecours que
l'on peut tirer , dans une maladie connue , de l'expérience
& de l'habileté de favans Médecins verfés dans le traitement de la petite vérole , de l'affiduité & de la capacité
des perfonnes employées au fervice des malades , & enfin ,
de l'abondance de toutes les chofes qui concernent la nourriture & les remédes , doit faire efpérer un tout autre fuccès ,
que celui qu'on obferve dans les maifons des Particuliers
d'une grande ville , qui la plûpart fe conduifent fans confeils , ou par de mauvais confeils , dont plufieurs manquent
des chofes les plus néceffaires , tant pour la nourriture que
pour les remédes , & dont un grand nombre meurt par des
imprudences.

D'ailleurs quelle preuve de fait donne - t - on , qu'il périt effectivement plus de monde de la petite vérole
dans les Hôpitaux , que dans les maifons des Particuliers
d'une ville prifes en général ? Plufieurs Praticiens affurent
le contraire , & le témoignage de quelques-uns fe trouve
même dans le Rapport de M. de l'Épine. P. 20.

Au refte , quand il feroit vrai , qu'il périt en général plus
de monde de la petite vérole dans les Hôpitaux , que dans
les maifons des Particuliers , on n'en pourroir point conclure , qu'il ne meurt pas actuellement en Angleterre plus
de perfonnes de la petite vérole , qu'il n'en mouroit avant
l'introduction de l'Inoculation , puifque les calculs très-
authentiques de MM. de Haën & Raft , qui font tirés du
Nécrologe d'Angleterre , & auxquels on ne peut repro-
cher d'avoir été faits les uns fur des Hôpitaux , les autres
fur des maifons particulieres , prouvent la vérité de ce
que l'Auteur de la Réponfe nie avec tant de confiance.
Il eft temps de paffer à la feconde propofition du Raifonnement , que l'on a appellée la *mineure*.

» Or , fi l'on prend enfemble les deux nombres des morts ,

Second Rapport.
pag. 104.

La mineure de l'argument eſt ac-cuſée d'être con-traire à la raiſon.

Ib. p. 106.

» & qu'on en faſſe un total , il ſe trouvera , qu'au lieu d'un » ſeptiéme , on perd un ſixieme des varioleux.

» Cette ſeconde propoſition eſt accuſée d'être contraire à » la raiſon ; il s'agit , dit-on , de comparer deux nombres » l'un à l'autre , pour en trouver la différence ; l'Auteur les » additionne ; il en forme un total : eſt-ce-là le moyen de » trouver la différence que l'on cherche ? «

Cette réponſe ſeroit juſte , ſi dans l'endroit qu'on pré-tend réfuter , il s'agiſſoit effectivement de comparer le nombre des perſonnes qui ſont péries de la petite vérole naturelle , avec le nombre de ceux qui ont été la victime de l'Inoculation.

Mais quelle apparence y auroit-il à vouloir mettre en comparaiſon les ſuccès de deux opérations qui différent ſi étrangement l'une de l'autre , par la qualité des ſujets ſur leſ-quels elles s'exercent ; l'une , c'eſt l'Inoculation , ne ſe char-ge que de bons ſujets ; l'autre , c'eſt le traitement de la petite vérole naturelle , ne refuſe aucun de ceux qui ont beſoin de ſon ſecours , parmi leſquels il y en a , au moins , moitié de maléficiés ; & on voudroit enſuite ſe prévaloir du grand nombre de ceux qui ont échapé à l'Inoculation , en le com-parant au nombre plus petit de ceux que le traitement de la petite vérole naturelle a ſauvés , malgré pluſieurs déſavan-tages de conſtitution. D'ailleurs on ne peut faire une pareille comparaiſon , ſans ſe tromper évidemment dans le but qu'on doit ſe propoſer.

On cherche ce que l'État peut gagner , ou perdre au Trai-tement de la petite vérole , & à la pratique de l'Inoculation.

Ce que l'État gagne dans le Traitement de la petite vé-role naturelle , eſt la ſomme des bons ſujets , jointe à un petit nombre d'autres , qui , quoique maléficiés , ont éprouvé l'ef-ficace d'un Traitement méthodique : ce que l'État perd dans le Traitement de la petite vérole naturelle , ſont les mau-vais ſujets , avec un certain nombre d'autres qui ne périſſent que par des imprudences.

Si donc l'État a quelque choſe à attendre de l'Inoculation , ce n'eſt qu'autant que ſes partiſans voudront ſe charger des

mauvais ſujets que le Traitement ordinaire de la petite vérole ne ſçauroit ſauver.

Cependant les Inoculateurs rebutent tous les mauvais ſujets, dont pluſieurs néanmoins ſe ſauvent par le traitement
méthodique de la petite vérole naturelle, & ils prélevent
l'élite des bons ſujets, qui devoient tous ſe ſauver par le
traitement ordinaire, & dont néanmoins pluſieurs ſuccom-
bent à l'Inoculation.

L'État ne doit donc rien à cette pratique ; car il eſt évi-
dent que ceux, qui échapent à l'Inoculation, ne ſont pas ceux
que l'État lui doit, pour les avoir ſauvés, puiſqu'on convient
aſſez univerſellement que le traitement de la petite vérole
naturelle ſuffit pour les ſauver tous.

Ce qui appartient en propre à l'Inoculation, eſt le nombre
de ceux qui périſſent dans cette opération, & qui très-pro-
bablement devoient ſe ſauver par le traitement ordinaire.

Voilà proprement ceux, dont l'État eſt redevable à l'Inoculation, & qu'il faudroit comparer avec le nombre de ceux
que le traitement de la petite vérole naturelle ſauve.

Car pour ſuivre les regles d'une comparaiſon raiſonnable,
il faut comparer enſemble ce que chaque choſe a de propre,
& auſſi enſemble ce que les mêmes choſes ont d'accidentel
& d'étranger.

Or, ce qui appartient proprement au traitement méthodique d'une maladie naturelle, eſt de ſauver ceux ſur qui
il s'exerce ; s'il périt quelqu'un dans ce traitement, c'eſt un
accident étranger à l'Art : mais le propre de l'introduction
du virus, ou levain morbifique dans la maſſe du ſang d'un
homme ſain, eſt l'infection des liqueurs de cet homme, le
dérangement de ſa ſanté, & la mort. Si un grand nombre
échapent aux atteintes de ce poiſon mortel, ce n'eſt point
au poiſon qu'ils doivent ce ſalut, mais à la bonté de leur
conſtitution, qui a été plus forte que le virus deſtructeur. Ce
ſalut eſt un événement accidentel, par rapport à l'action du
virus.

Que les Inoculateurs ceſſent donc de nous obliger à comparer ce qu'il y a de propre dans le traitement de la petite

vérole naturelle, fçavoir le nombre de ceux qu'il fauve ;
avec le nombre, quoique plus grand, de ceux qui échapent
aux atteintes meurtrieres & empoifonnées d'une maladie
contagieufe inférée artificiellement ; mais qui n'échapent,
que par une circonftance étrangere à cette opération, & dont
on ne lui doit tenir aucun compte.

Mais quand il feroit vrai, que l'on pourroit, fans une illu-
fion très-dangéreufe, faire une comparaifon de chofes auffi
inégales, toujours eft-il vrai, de dire que, dans l'endroit cité,
il ne s'agit point du tout de cette comparaifon.

Juftification de la propofition de M. de l'Epine.

Monfieur de l'Épine, marchant fur les traces de Monfieur
de Haën, & de Monfieur Raft, défire fçavoir, fi depuis l'introduction de l'Inoculation, dont on releve tant le
fuccès en Angleterre, il périt moins de monde,
dans la totalité, de ceux qui font attaqués de la petite
vérole naturelle & de ceux qui fe foumettent à l'artificielle,
qu'il n'en périffoit de la petite vérole feule avant le regne
de l'Inoculation. Dans cette vûe, il compte le nombre des
morts qui font péris de la petite vérole naturelle & de l'artificielle, pendant environ 18 ans, dans l'Hôpital de Londres, & il trouve que ce nombre de morts fait un fixiéme
par rapport à la quantité de ceux qui ont été traités dans
l'une & l'autre maladie. Tel eft le premier membre de fa
comparaifon.

* Rapport fur le fait de l'Inocu-lation, p. 65.

Voici le fecond membre : *« Du temps de Mr. Jurin Doc-
» teur en Médecine, Sécretaire de la Société Royale de
» Londres, qui écrivoit avant 1721, temps où l'on n'ino-
» culoit pas encore, il ne mouroit, année commune, fur
» la totalité des petites véroles naturelles, qu'un feptiéme.
Ces deux membres de la comparaifon trouvés, M. de l'Epine
n'en fait pas un total, comme M. Petit femble le lui repro-
cher, p. 106 de fon fecond rapport ; mais il en cherche la

* Savoir un fep-tieme.

différence, qui eft celle de fix à fept *, c'eft-à-dire, que,
calcul fait, il périt en Angleterre, depuis l'introduction de
l'Inoculation, de ceux qui ont la petite vérole, foit naturelle, foit artificielle, un feptiéme de plus qu'il n'en périffoit dans le même efpace de temps, par la petite vérole

naturelle feule, avant l'introduction de l'Inoculation ; d'où M. de l'Epine conclud que l'Angleterre perd effectivement à l'admiffion de cette nouvelle pratique. MM. de Haën & Raft ont tiré la même conclufion d'une maniere de calculer toute femblable.

On affure, dit M. Petit, p. 85 de fon premier Rapport, que ce raifonnement a fait impreffion fur de bons efprits, & qu'il a enlevé des partifans à l'Inoculation : on pourroit af-furer de plus, qu'il en enlevera encore.

Mais M. Petit trouve ce raifonnement contraire à la raifon ; & pour rendre fenfible l'inconféquence de l'argument, il le compare à celui que l'on feroit, au fujet de l'Ipécacuanha, en réuniffant le petit nombre de ceux qui périffent, malgré l'ufage de ce reméde, avec le grand nombre de ceux qui feroient morts dans un certain Hôpital, pendant trois ou quatre campagnes, fans faire ufage du reméde, & que l'on fuppofe être de la moitié des foldats ; il fe trouveroit, dit-on, que le nombre total des morts excéderoit celui de ceux qui périffoient de la dyfenterie, avant la connoiffance de l'Ipécacuanha ; donc il faudroit conclure que ce reméde eft pernicieux, & qu'il doit être profcrit.

On a de la peine à faifir la reffemblance que M. Petit trouve entre ce dernier argument & celui de M. de l'Epine.

Il eft vrai que, dans l'un & l'autre, il s'agit d'une maladie qui fe répand par contagion, la *petite vérole* & la *dyfenterie* ; & que c'eft d'un hôpital que l'on prend le grand nombre des morts, que l'on réunit au petit nombre de ceux qui périffent ailleurs, malgré l'ufage du reméde.

Mais quelle reffemblance de qualités & d'effets naturels peut-on trouver entre la pratique de l'Inoculation qui, de l'aveu même des Inoculateurs, peut répandre & augmenter la contagion dans les villes, fi l'on n'y apporte de grandes précautions, & l'ufage de l'Ipécacuanha, qui ne fut jamais foupçonné d'un pareil inconvénient, & ne le peut-être avec la moindre vraifemblance ?

Cependant c'eft précifément en ce point que réfide la force & la folidité de l'argument de M. de l'Epine ; c'eft parce que ce prétendu reméde est contagieux de sa nature, & qu'on a toutes les raisons du monde de l'accuser d'augmenter la contagion, qu'on lui attribue l'accroissement du nombre des morts, depuis son introduction.

On n'a donc pas eu tant de tort de faire un total de ceux qui périssent de la petite vérole, soit naturelle, soit artificielle, depuis le regne de l'Inoculation, & de comparer ce total avec le nombre de ceux qui mouroient de la seule petite vérole naturelle, avant l'Inoculation, dans un même temps donné.

Et comme d'après la recherche de plusieurs Médecins de réputation, ce dernier nombre a été constamment trouvé moindre que celui des morts du régne de l'Inoculation, on a conclu, avec raison, que l'Etat perdoit réellement à l'usage de ce singulier reméde.

Mais de plus, les calculs de l'argument que M. Petit traite avec raison de *bisarre*, se font sur un rélevé de trois ou quatre campagnes, & dans un temps de mortalité singuliere ; puisque l'on suppose qu'il y périt moitié des soldats qui en sont attaqués, ce qui peut, ou même doit être attribué à une épidémie maligne.

Or quelle raison d'analogie peut-on trouver entre trois ou quatre années d'épidémie, & le cours ordinaire d'une autre maladie observée pendant l'espace suivi de 18 ans selon M. de l'Epine, de 22 selon M. de Haën, & de 38 ans selon M. Rast ?

Si l'argument que M. Petit a imaginé, pour faire voir la foiblesse de celui de son Adversaire, renferme du ridicule & quelque chose de bisarre, cette bisarrerie ne peut appartenir, en façon quelconque, à l'argument de M. de l'Epine, qui est tout-à-fait différent de celui qu'on voudroit lui attribuer.

Ce n'est donc pas sans raison, que l'Auteur de l'Histoire de la petite vérole, après avoir rapporté le relevé du Nécrologe Anglois donné par MM. de Haën & Rast, & par lequel il est constant que le nombre des personnes qui sont mortes de la petite vérole naturelle, a augmenté en Angleterre

terre, depuis l'introduction de l'Inoculation, ajoute que l'on n'a fait *aucune réponse* à l'argument que l'on en tire, au défavantage de l'Inoculation ; parce qu'il a eftimé que l'expreffion *point de réponse* équivaloit à celle de *réponse nulle.* Voici les paroles mêmes de l'Auteur qui paroiffent au-deffus de toute réplique.

» Suivant le Nécrologe Anglois, que tout le monde
» peut confulter ; avant l'établiffement de l'Inoculation,
» depuis l'an 1683 jufqu'en 1720 incluſivement ; c'eft-à-dire,
» pendant les 38 ans qui ont précédé l'Inoculation ; fur
» mille nés à Londres, il y en avoit 90 qui mouroient de
» la petite vérole ; & depuis l'établiffement de l'Inoculation,
» c'eft-à-dire, depuis 1721 jufqu'en 1758 incluſivement ; il
» en eft mort 127 fur mille, 37 par mille de plus, depuis
» l'Inoculation. De maniere que, depuis l'époque de cet
» établiffement, il eft mort à Londres, pendant l'efpace de
» 38 ans, 22700 malades de plus, de la petite vérole, qu'il
» n'en mouroit auparavant dans le même efpace de temps.
» Cette objection tirée du Nécrologe Anglois, fut propofée
» en 1759 par Monfieur de *Haën* ; Monfieur *Raſt* de Lyon
» l'a faite depuis ; point de réponfe, point de folution : on
» demande, au nom de l'humanité, qu'on y réponde ; mais
» qu'y peut-on répondre ? On ne fçauroit nier des faits
» clairs comme le jour. *    * Hiſtoire de la petite vérole, t. 1. p. 218.

Si l'on ajoute à cet argument invincible, tiré de l'augmentation confidérable du nombre des perfonnes mortes de la petite vérole à Londres, depuis le régne de l'Inoculation, pendant trente-huit années confécutives, les preuves fans nombre que le même Auteur apporte pour montrer ; *que cette pratique eſt capable de faire naître tout-à-coup, dans une mauvaiſe faiſon, des épidémies affreuſes de petite vérole dans les villes où elle paroiſſoit aſſoupie* * ;    * *Ib.* page 240.
*que depuis ſon introduction, la petite vérole, qui autrefois laiſſoit des intervales confidérables, ne diſparoît plus aujourd'hui de chez nous* * ; *que confidérée en elle-même, elle*   * *Ib.* pag. 216 & 219.
*eſt ſujette à mille inconvéniens d'une conféquence dangé-*   * *Ib.* pag. 236.
*reuſe* * ; *qu'elle n'eſt point un reméde préſervatif d'aucune*

C

*maladie, mais que cè n'eſt autre choſe qu'un moyen de for-*
*cer la nature à contracter un mal* ; que les Inoculés courent*
*plus de riſque dans la récidive, lorſqu'ils s'y expoſent, que*
*ceux qui ont eu la petite vérole naturelle * ; que l'inutilité*
*eſt un des moindres caractères de l'Inoculation* ; qu'au reſte*
*elle n'eſt bonne, ni pour un Royaume, ni pour une Ville,*
*ni même pour un particulier *.* Il en réſultera, qu'en
comparant la pratique de l'Inoculation avec le traitement
de la petite vérole naturelle, celui-ci eſt le ſeul, dont
l'Etat puiſſe tirer quelqu'avantage, tandis que l'autre, ſous
l'apparence trompeuſe d'utilité, ne fait réellement aucun
bien, & eſt pernicieux à pluſieurs perſonnes dont la vie
eſt chere à l'Etat.

* Ib. pag. 252.

* Ib. pag. 236 &
237.

* Ib. pag. 226.

* Ib. pag. 229.

*F I N.*

9 782329 112480